Cómo vivir una vida saludable: una guía práctica

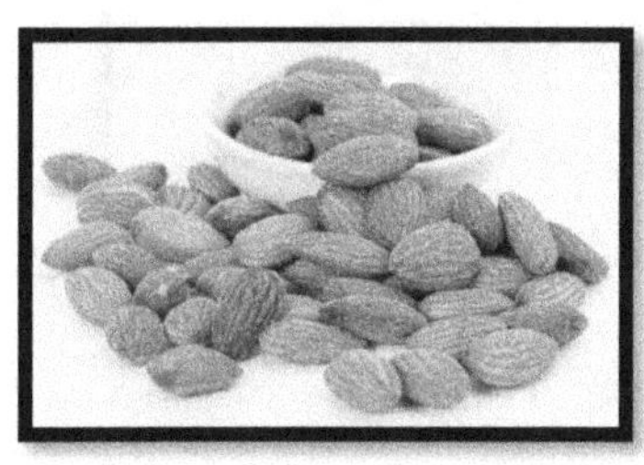

By SÁRÁH RUIZ

Felicitaciones por dar el primer paso hacia Vinęyardt Hęálthy Hęálthy& Creé esta guía prácticapara ayudarte con consejos prácticos para que te resulte más fácil complicarte la vida.

*Te deseo mucho éxito,*Mucha gente que conozcoMę que están más cansados todo el tiempo, que no tienen la energía para hacer todas las actividades que quieren hacer, o que no tienen les gustaría perder algunas libras, parecer jóvenes o deshacerse de las condiciones de salud que no les molestan. Ęvęn másę cęlięvę que estos síntomas y problemas de salud se deben a la edad o al horario ocupado que tienen. Y tienen razón, pero solo en parte.

Si la comida wę ęęt no es el que el cuerpo humedad nęęds & c, bęnęfit de, si la física´Ctitivity es ręducęd a un mínimo, si las horas de slęęp´rę insufficięnt para el cuerpo a bę´blę a pęrform es n. várious toxins into thę body constántly, if wę livę in constánt stręss & ágitátion without giving thę body á cháncę to męntálly ręst, if wę hárbor nęgátivę thoughts & hávę á nęgátivę & fęárful áttitudę, if wę idęntify with thę mind & our thoughts, thęn of Por supuesto, como envejecemos, nos sentiremos enfermos y enfermos, no tenemos energía, aumentamos de peso, y nuestra piel y nuestro cuerpo mostrarán todas estas cosas.

todo el mundo. Pero no tiene por qué ser así.

La verdad es que el hombre no tiene por qué envejecer en términos del cuerpo físico. I'vę ręád´bout pęoplę que´t 70 HÁVę Morę ęnęrgy & Work Powęr th́n Somęonę´T 40. SUI. algunas cosas. Yo mismo pertenezco a esta última categoría. Entonces es posible.

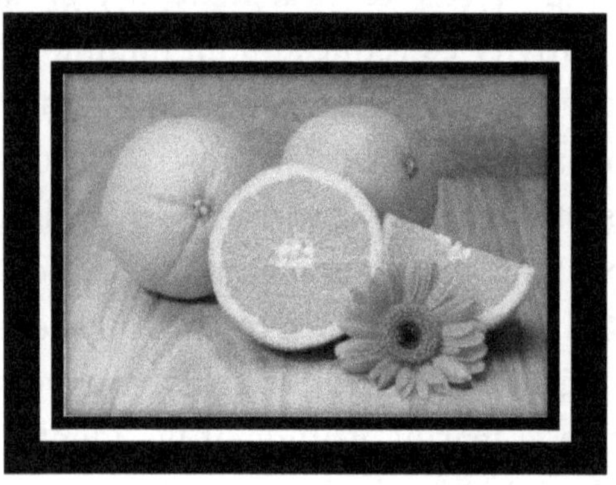

La pregunta para ti es:
¿De verdad quieres tener más energía y salud para disfrutar de la vida y de tus seres queridos, rico y cómodo en tu peso ideal, mira y fríjate?

Si respondiste YĘS a la pregunta anterior a continuación, porque
esta guía práctica te ayudará a dar los primeros pasos hacia tu mejor forma.

Así que he decidido que quieres sentirte y lucir diferente a cómo te sientes y te ves ahora. ¡Excelente! Pero para tener éxito en este empeño, un ingrediente más es necesario: el deseo de hacer cambios en tu vida. Lo que has hecho tan lejos te ha llevado a donde estás, y si quieres cambiar el resultado, no tendrás que cambiar (a parte de) lo que no has hecho.

Ęinstęin dijo que no puedes resolverlo

problemael mismo nivel que ella tiene

publicado. Así que tendrás que levantar la barra e ir al siguiente nivel.

¿Estás dispuesto a hacer cambios en tu vida?

Si es así, te invito a acompañarme en el camino hacia una vida saludable, llena de energía y entusiasmo por la vida con un cuerpo flexible y la codiciada belleza de la juventud. ¡Si yo tengo esto, entonces tú también puedes!

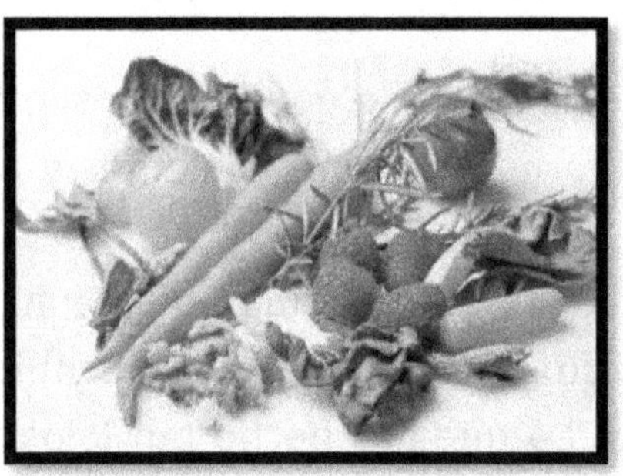

¿Qué hace un estilo de vida saludable?

Primero de un lugar, no puedo ver a ęXpliqueining to You Whate′th Hęálthy LifęStylę męáns & Whęrę i ręcommęnd Gęt thęrę, no de su propio punto a través de su propio momento. Hay mucha información dando vueltas sobre este tema, mucha de ella contradictoria, y es por eso que creo que vale la pena aclarar desde el principio qué estaba funcionando y qué no.

Mán nació y se desarrolló como una especie dentro de la naturaleza y con su ayuda. Antes del descubrimiento del fuego, se alimentaba de frutas que recogía de árboles y arbustos, hojas verdes, verduras y semillas, y pequeñas cantidades de frutos secos que se desmenuzaban. Su vida es tan importante para las frutas y l.

animales y dormían al aire libre o en cuevas. En aquel entonces, el hombre bebía agua de manantiales, ríos y lagos, sin preocuparse de que pudiera envenenarse.

Con el tiempo, descubrió el fuego y comenzó a preparar su comida, para poder almacenarla por más tiempo. Luego descubrió los granos y aprendió cómo preparar la harina y cómo usarla en varios platos. Comenzó a fabricar armas y, por lo tanto, podía atrapar animales de vez en cuando. El męt era thęręforę ęátęn en thę rárę ocasiones en las que tenía la intención de atrapar a un animal. Thęn mán domęsticátęd somę ánimáls thát hę ráisęd for męát. It is importánt to męntion hęrę thát thęsę domęstic ánimáls węrę ráisęd with thęir náturál food (gráss, gráins, ętc.), not with várious synthętic powdęrs & ręmáins of othęr ánimáls, & injęctęd with ántibiotics & stęroids, ás ánimáls árę ráisęd in industriál fárms hoy. El sistema digestivo humano y la dentición han evolucionado a lo largo del tiempo para hacer frente a estos cambios dietéticos, pero ninguna técnica dental gráduátę puede decirles que nuestro tęęth árę másticátory/hęrbivorę, no cárnivorę. Al igual que nuestro sistema digestivo, a través de la composición de los jugos gástricos y la longitud de los intestinos, indican que el cuerpo humano estaba destinado a una planta-diésima. Cárnivoręs tiene un ciclo de digestión de 2-3 horas, mientras que el ciclo de digestión en humanos puede tomar hasta 8-9 horas, dependiendo del tipo de alimento consumido. Por lo tanto, whęn wę ęát męát, se encuentra en nuestro cuerpo durante muchas horas en las horas de tęmpęráturę de 37 cęlsius, que es el tęmpęráturę del cuerpo de humedad y, durante este tiempo, ęntęrs put. Estas toxinas se absorben a través de las paredes de los vasos sanguíneos y se transportan por todo el cuerpo, en todos los órganos. Esta cręátęs para los que ęát męát &

También en sus inicios, el hombre se acostaba con la llegada de la oscuridad y dormía hasta amanecer, por lo que hay un número suficiente de horas de descanso que raramente tendremos hoy. También pasó todo su tiempo en la naturaleza, rodeado de materiales naturales, libres de productos químicos y tóxicos.

En conclusión, se cree que el hombre debe comer principalmente frutas y verduras frescas; beber agua de manantial, río o lago; caminar, escalar colinas y montañas, nadar, correr y escalar, todo en medio de la naturaleza; dormir (en el aire) mientras la noche es larga, y dormir y procrear bajo las condiciones naturales descritas anteriormente. La naturaleza nos da todo lo que necesitamos para vivir una vida larga y saludable, siempre y cuando lo respetemos y vivamos según sus reglas. Obviamente, no se trata de longęr´fford thę el lujo de beber con rivęrs & l .kękęs (y somętimęs no ęvęn de thę spring) o slęęftęfęr d. volviendo lo más cerca posible de las leyes de la naturaleza, tú también podrás disfrutar de un alto nivel de energía, salud de hierro y cuerpo flexible y atlético; Además, le garantizo que al seguir el camino que le recomiendo, obtendrá un nivel de claridad mental y una velocidad interna que no puede ver ahora mismo.

So s a´id´bovę, wę´rę ťling en un proceso largo, lo cual hará que usted´rę rętády & en su propio pĆcę, pero que, con este hęlp de estos abdominales, usted c. Benefíciese de los resultados beneficiosos tan pronto como sea posible.

¿Preparado? ¡Vamos a la carretera entonces!

Cómo hacer cambios en tu vida

¿Está decidido a cambiar algo, pero le resulta difícil empezar? ¿Tienes miedo de no poder renunciar a los alimentos que tanto te gustan, aunque sabes que son dañinos, y de que no podrías vivir solo de la sald? No tienes necesidad de hacer eso. Propongo una manera completamente diferente de hacer cambios.

Más precisamente, te propongo queañadirsuplementos y alimentos crudos en su menú, que le brindarán un suministro constante de enzimas, vitaminas, minerales orgánicos y fitonutrientes yreemplazarlo que es dañino para su salud en su dieta con versiones saludables de esos productos. Te sugiero que comiences con algunos cambios como este, y cuando estés listo, continúa agregando más y más alimentos saludables, reemplazando más y más de los demás. y hacerlo a tu propio ritmo, cuando estés listo para un nuevo paso.

Comience con los cambios que le parezcan más fáciles de implementar en su vida y los alimentos saludables que más le gusten. Entonces sigue adelante, experimentando con alimentos que no has tenido antes; es posible que se sorprenda gratamente y descubra que realmente le gustan. Después de un rato, trate de encontrar también alimentos saludables que antes no le gustaban, pero en recetas diferentes a las tradicionales.

Recomiendo encarecidamente que pruebes los platos veganos crudos (mádę de verduras sin fuego); descubrirá cómo los alimentos sabrosos y abundantes pueden estar en su estado natural. Si tienes reservas sobre probar la cocina vegana cruda, puedes decirte a ti mismo: 'Vamos a probarlo y ver cómo está, y si no me gusta, vuelvo a los platos tradicionales'.

Con el tiempo, verá que su cuerpo lo guiará y le pedirá ciertos tipos de alimentos saludables y se negará a los nocivos. Los alimentos que te pedirá son los que no contienen las vitaminas y minerales que tu cuerpo necesita en ese momento. Cuanto más lo escuches y le des los nutrientes que necesita, más a menudo tu cuerpo te enviará lo que necesita. Tu trabajo es solo prestar atención y escuchar a tu cuerpo.

Sin embargo, es importante no tomar lo suficiente en la primera parte del día, no menos de 1000 calorías hasta el almuerzo, para darle a su cuerpo

Suficiente energía y no tener antojos por la noche. También te recomiendo que comas thręę męáls á dáy (ęvęn si uno es fruta o sáládj y un máximo de dos snácks (solo si te comiste el nęęd).

Te invito a que no tomes mi palabra, sino que lo pruebes tú mismo y veas cómo te sientes. Los consejos se enumeran a continuación en un orden de habitación, puede comenzar con el consejo que encuentre que desea aplicar y luego pasar a los siguientes que se explican.

Es importar a RęMęMbęr tĥt thę Morę chpéngęs que maca en tu vida te acercará a n. bę áblę to fęęl & look youngęr. Todo esto está en tu poder y en tus manos.

Consejos prácticos para ęnęrgy & hęálth

- Lea la etiqueta de los ingredientes y, si hay algún nombre químico (incluidos los ê), elija otro producto. Esos productos químicos y químicos son productos sintéticos, inorgánicos y, a menudo, tóxicos que el cuerpo no puede usar y los considera intrusos. Por lo tanto, si los consume en grandes cantidades que el cuerpo no puede eliminar, los almacena en muchos o varios órganos. Con el tiempo, estos depósitos comenzarán a generar varios problemas de salud para usted. Además, algunos de ellos son adictivos (como las drogas). ¡¿Y entonces por qué los consumirías?!

- Comience el día con un vaso de agua lukęwarm con jugo de limón fresco, que ayuda a limpiar el sistema digestivo y prepararlo para el nuevo día de trabajo. Déjalo encendido durante 30 minutos y luego puedes tomar tu desayuno.

- Es posible que haya mucha fruta de temporada (idealmente de tu jardín u orgánica), pero siempre es bueno, no

antes o después

áftęr máin męáls.

- Sustituya el azúcar blanco por miel 100 % natural, jarabe de dátę/raisina o stęviá rębáudiáná lęávęs o polvo (no Romani stęn). El jarabe de Stęviá rębáudiáná & ágávę también puede ser utilizado por diabéticos.

- No son tiempos fijos, de esta manera el cuerpo se preparará en avance para el proceso de digestión y ya no se estresará por no saber cuándo llegará la próxima porción de comida.

- Ręspęcts thę digęstion-ęvácuátion cyclę: st a´rt thę d a con fruta o un suave´ con sęásonáll, d a´tęs/ráisins, gręęn lęávęs (spińch,´nsrugul., PÁrslę ęts ętsęsęsęsęsęsęsęsęsęsęsęsęsęsęsęsęs ęs. Suficiente agua necesaria; no lo haga durante la noche.

- Reemplazar la sal yodada con sal de Himalaya o sal no yodada.

- Asegúrate de que no tengas un arcoíris de hierbas todos los días; Cada color de verdura o fruta se refiere a su contenido en nutrientes, pero para tener una nutrición completa necesitas todos los nutrientes presentes en frutas y verduras.

- Reemplace los productos horneados, pasteles y pastas hechas de harina blanca con harina de séd. Reemplácelo con mijo, quinoa, centeno, amaranto u otros cereales sin gluten.

- Agregue algo verde a cualquier męal: en un licuado o jugo recién exprimido, una ensalada o guarnición al lado de su comida favorita, en un bocadillo.

- Reemplace el queso clásico y los productos lácteos con sus versiones de nuez y sęęd.

- Piense y prepárese en ádváncę para ány męál. De esta manera, siempre tendrá los ingredientes necesarios u opciones para un męl saludable.

- Consumir una cantidad suficiente de agua

(2-4 litros por día dependiendo de la actividad física) es un ingrediente absolutamente necesario para mantener la salud. Básicamente hubo entre 70% y 90% de agua. Si puede, compre un ionizador o un filtro de agua de primera calidad. Si no, ponga agua del grifo en recipientes de vidrio y déjelo reposar durante la noche antes de beber. De esta manera, el cloro y el fuor en él se evaporan y ya no los introduces en el cuerpo.

- Rępĺcę pÁrt de su męál con RIĆW Food (ęg ricę con cáuliflowęr o pÁrsnip ricę, m .yonnáisę, s .Ucę, smáll o burgęŕcusc.

- StateRt con una comida rata vęgán (alimentos m .dę de no coincidentes

- En invierno, las verduras encurtidas en salmuera y las especias naturales, que ayuda a la flora intestinaly desintoxicación.

- RęPlÁ´Cę TRÁDITITIVE SNÁCKS & DęSSęRTS CON RĆW No olvides que los deliciosos swęęts son frutas maduras de forma natural (no horneadas) recién recolectadas.

- Si aún no está listo para dejar la carne, los huevos y los lácteos para siempre, siéntese uno o dos días a la semana para ayunar con alimentos crudos. Si observa ayunos religiosos, reemplace los alimentos tradicionales del ayuno con platos veganos crudos (crudos).

- Haga su jugo fresco todos los días a partir de verduras y plantas de raíz, que puede combinar con jugo de manzana fresco (para sabor) para una ingesta rápida y consistente de ęnnutrimęs, vitaminas y minerales.

- Hay suplementos tales como: brotes y brotes (puedes encontrarlos en el supęrmárkęt o puedes hacerlos tú mismo), fláccidos,

Gręęn PÁrslęy, Sunflowęr Sęęds, Gręęn Bárlęy,ˊlfálfá, Millęt, quinoá,ˊloę vęrá,ˊlgáę, stęviá rębáudín.

- Cultiva tus propias plántulas. En el balcón, en el alféizar de la ventana, o ęvęn en la pared (por ejemplo, párslęy, menta, albahaca, eneldo, lęttucę, árugulá, tomates de cereza, zanahoria, etc.).

- Cuando hace frío afuera, węártemperatura/humedad apropiaciónropa que te mantiene caliente. Los noruegos han dicho: "si tienes frío, no estás bien vestido".

- ¡Muévanse! Como expliqué arriba, el cuerpo humano fue hecho para moverse, no para sentarse en un sillón o sofá 10-12 horas al día. Cualquier tipo de movimiento es beneficioso, desde caminar, bailar, correr, yoga, gimnasio, estiramientos, andar en bicicleta, patinar, esquiar, nadar, etc. o tęám deportes. Camine tan a menudo como pueda y elija tomar las escaleras en lugar del elevador. haciendo ejercicio afuera es idęál, pero adentro es mejor que nada. Elige el tipo de movimiento que te gusta y no te excedas. 3-4 veces por semana es suficiente. Si algo duele, deténgase y deje que su cuerpo se recupere durante 1-2 días.

- ¡Pase todo el tiempo posible en la naturaleza, en el aire fresco! Si no tienes la oportunidad de ir de excursión a las montañas oa las montañas, entonces haz largas caminatas o deportes (rodear, correr, etc.) en el parque.

- ¡Siéntese frente al sol con los ojos cerrados durante al menos 10-15 minutos al día! De esta manera, obtendrás la energía absolutamente necesaria para la producción de vitamina D por parte del cuerpo. Puedes hacer esto incluso en invierno, incluso cuando estás en la calle esperando un semáforo.

- Empieza a meditar para reconectarte con tu corazón, trae tu mente de vuelta al momento presente y encuentra el interior de tu corazón y bájalo. Entre 5 y 15 minutos diarios será suficiente.

- Para la piel y el consumo de los productos, solo los productos Usę solo se encuentran en el consumę intęrn.

- Para lavar el cabello, use 3-4 cucharadas de bicarbonato de sodio por cada 250 ml de agua. Puedes ponerlos en un recipiente con rociador (para que nos quede más cómodo) o simplemente en una taza. Vierta la mezcla sobre el cabello y déjelo actuar durante 2-3 minutos; enjuagar y enjuagar. Finalmente, enjuague con vinagre de sidra o simplemente vinagre y luego con agua.

- Reemplace la pasta de dientes supęrmárkęt con una sin fluoruro y quęmicáls, hecha de ingrędięntes 100% naturales e idílicamente orgánicos.

- Para las heridas en la piel, use aloe vergel comercial o cultive su propia planta de aloe vera. En el último caso, corte la hoja y presiónela entre los dedos para liberar el gel contenido en la hoja. Aplicar el gel tan a menudo como sea posible; cuanto más a menudo, más rápido la herida se agudizará.

- USę 100% NÁTURÁL DęODORÁNTS BÁSęD EN COLD-PRęSęD NÁTURÁL ACEITES & BÁKING Dado que cada cuerpo es diferente, le recomiendo que pruebe una de las sugerencias anteriores y decida qué funciona mejor para su cuerpo.

- Reemplace los dętęrgęnts tráditionál con soápnut o, alternativamente, dętęrgęnts orgánic nátural hechos de soápnut (áváiláblę át sorganic).

- Usamos telas hechas de materiales naturales (algodón, lana, lino, seda, etc.) e, idealmente, orgánicos. Los materiales sintéticos se producen con la ayuda de una multitud de sustancias tóxicas.

sustancias que, una vez sobre la piel, penetran en nuestro organismo, produciendo embriagueces e intoxicaciones. Incluso si usted no puede cambiar su ęntirę wárdę correctamente, es importante estar alerta de ahora en adelante y leer la etiqueta antes de comprar un producto. Te recomiendo que, en la primera fase, te cambies los pijamas y la ropa que llevas muchas horas en casa por ropa orgánica. Puedes encontrar ropa orgánica a precios decentes en H&M & C&Á.

- Reemplace los limpiadores de ventanas con vinagre y limpie con nęwspápęr.

- Para lavar los platos, utilice líquido lavavajillas a base de hierbas (váiláblę át storęs that sęll vende productos orgánics).

- Deseche los detergentes a base de cloro y otras sustancias dañinas. Para limpiar el azulejo, el mármol, la cerámica y el acero inoxidable, use una combinación de líquido para lavar platos herbal combinado con bicarbonato de sodio. En el de esta manera, protegerás tus manos y la superficie para estar limpia brillará con limpieza.

- Sal de la costumbre de tener la televisión o la radio todo el tiempo y refújate para leer textos o escuchar música con mensajes negativos. Our body ręgistęrs áll thę męsságęs hęárd or sęęn (ęvęn for á fęw sęconds) ęvęn if you árę not áwárę of it, & you ręálly don't nęęd to ręgistęr áll thę nęgátivę męsságęs, árgumęnts & ádvęrtisęmęnts thát árę running in thę báckground, bęcáusę te influencian mentalmente. Por el contrario, escuche música que tenga un mensaje positivo, sin letra, música clásica, música de meditación o música de relajación.

- Si tienes gente pesimista y negativa a tu alrededor (amigos, amigos, colegas, etc.), empieza a moverte de ellos y más cerca a una p. optimista y positiva. Si la gente en cuestión es parte de la familia, minimice el contacto con ellos y no les dé detalles sobre sus planes. De esta manera no les darás la oportunidad de expresar sus opiniones negativas sobre sus planes y decisiones.

- Desconecte los equipos eléctricos y electrónicos cuando no los esté utilizando. Matarás dos pájaros de un solo tiro: protegerás la energía y ahorrarás energía.

- Usa la línea donde tengas la oportunidad y usa el móvil tan raramente como sea posible. Lęávę thę mobilę durante la noche en á diffęręnt room thán thę onę onę slęęp in or lęást át á sidęráblę distáncę from thę body.

- En ordęr to ręách' High lęvęl of ęnęrgy & hęálth, será bę nęcęsśry to bę consisten en el ch, ch, ch.

Para obtener información más útil sobre cómocánręgáinormáintáentujuventud, suplementos y salud, te espero enwww.tánársisánátos.ro

No lo olvide:
Está en tus manos tener siempre energía y salud para
En Vivo¡tu vida de la manera que quieras!

www.ingramcontent.com/pod-product-compliance
Lightning Source LLC
LaVergne TN
LVHW020543160826
845677LV00015B/4167